TAF

A JORNADA DO GUERREIRO

INSTRUÇÕES VALIOSAS DE PREPARAÇÃO PRA TAF

CARREIRAS POLICIAIS

Por Leonardo Borges

1

@leoborgesrecomeco

ÍNDICE

CARREIRAS POLICIAIS

"Na jornada para a vitória, cada passo
conta: comece onde está, use o que tem
e faça o que pode."

Por Leonardo Borges

APRESENTAÇÃO

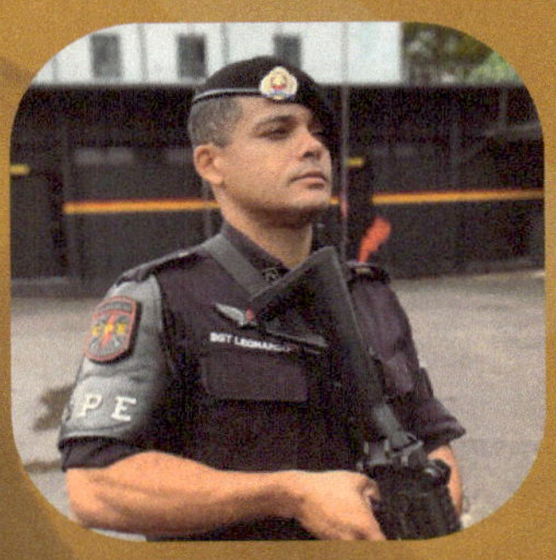

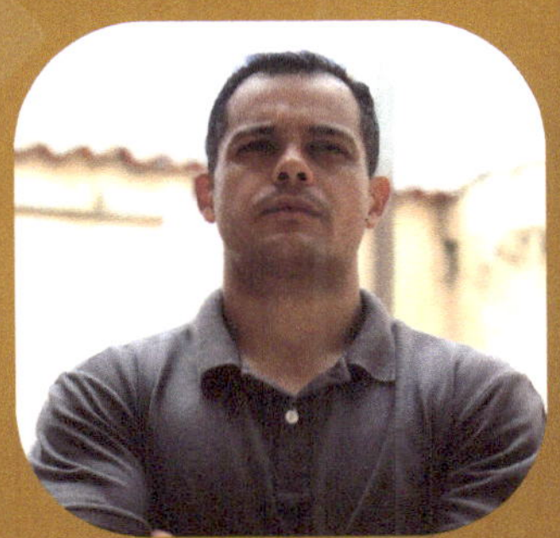

Meu nome é Leonardo Borges, e sou 1º Sargento da Polícia Militar de Goiás, atualmente afastado após enfrentar uma cirurgia de retirada de um câncer no cérebro. Essa batalha me deixou com sequelas, como crises convulsivas e hemianopsia esquerda, mas também me ensinou o verdadeiro significado de resiliência e superação.

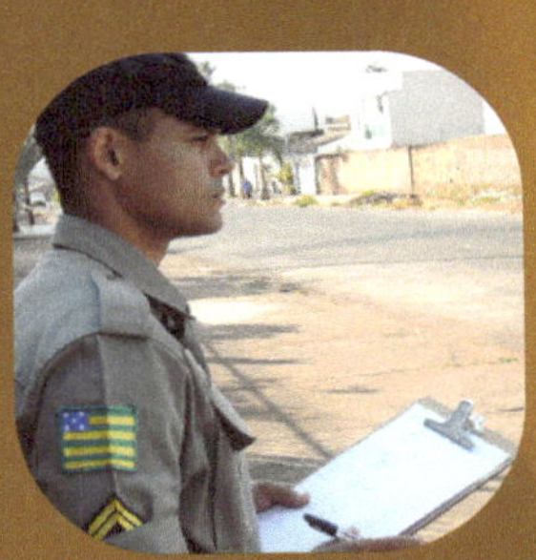

Por Leorardo Borges

Com quase 19 anos de experiência na polícia, atuei como instrutor de novos policiais e participei de cursos especializados em patrulhamento tático, o que me deu um conhecimento aprofundado sobre o que é necessário para superar os desafios físicos e mentais em carreiras policiais.

Apesar de não ser preparador físico ou nutricionista, minha trajetória na polícia e minha luta pessoal contra o câncer me forneceram uma perspectiva única sobre como preparar o corpo e a mente para os desafios do TAF (Teste de Aptidão Física).

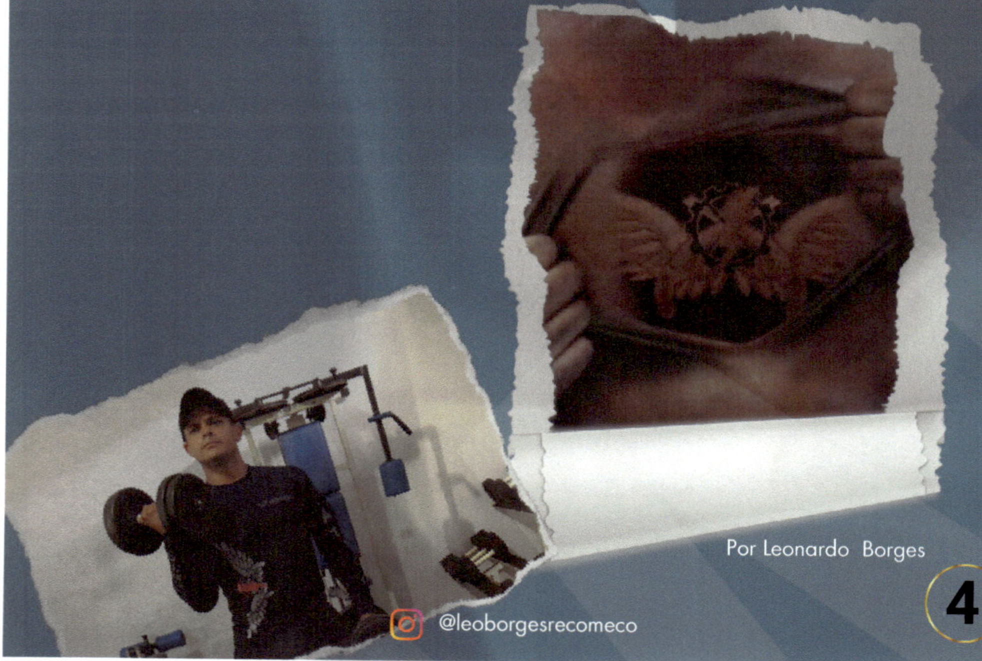

Por Leonardo Borges

4

Por isso, decidi escrever um e-book voltado para aqueles que aspiram a carreiras policiais, oferecendo dicas de exercícios e alimentação, além de compartilhar minha experiência sobre a importância da motivação e da resiliência.

Este projeto é mais do que um guia prático; é uma parte da minha missão pessoal de usar minha história para inspirar e capacitar futuros policiais. Quero mostrar que, com determinação e o apoio certo, é possível superar qualquer desafio e alcançar a excelência profissional. Meu e-book é um testemunho da força que todos temos dentro de nós para enfrentar adversidades e transformá-las em vitórias.

Por Leonardo Borges

Introdução ao TAF

O Teste de Aptidão Física (TAF) é uma etapa crucial no processo seletivo de diversas carreiras policiais, representando não apenas um obstáculo a ser superado por candidatos, mas também uma garantia de que os futuros policiais possuem a condição física necessária para desempenhar suas funções com excelência. Originado das necessidades práticas e dos desafios enfrentados no dia a dia da profissão, o TAF evoluiu para um conjunto padrão de avaliações físicas que medem a resistência, força, velocidade, e flexibilidade dos candidatos.

Requisitos Gerais

Embora os componentes específicos do TAF possam variar ligeiramente entre as diferentes instituições, a maioria inclui uma combinação dos seguintes testes:

- Teste de Corrida: Avalia a resistência cardiorrespiratória e a capacidade de manter uma velocidade constante por uma distância pré-determinada. Geralmente, as distâncias variam de 1.600 a 3.000 metros.
- Flexões de Braço: Medem a força e resistência muscular do tronco superior, principalmente peitoral, ombros e tríceps.
- Abdominais: Avaliam a força e resistência da musculatura abdominal e core.
- Barra Fixa: (quando incluído) Testa a força de preensão, braços e costas, sendo frequentemente considerado um dos exercícios mais desafiadores.
- Teste de Agilidade: (em alguns casos) Avalia a capacidade de mudar de direção rapidamente, mantendo o controle do corpo.

Por Leonardo Borges

Mentalidade para o Sucesso

A preparação para o TAF vai além do treinamento físico. Desenvolver uma mentalidade vencedora é crucial para superar as adversidades e atingir seus objetivos. Considerando isso, é importante adotar estratégias mentais que fortaleçam sua determinação, foco e autoconfiança. A visualização positiva, o estabelecimento de metas claras e específicas, e a manutenção de um diálogo interno positivo são ferramentas poderosas nessa jornada. Lembre-se de que cada passo dado em direção ao seu objetivo é um progresso, e cada pequena vitória deve ser celebrada.

Por Leonardo Borges

Preparação é a Chave

Iniciar sua preparação para o TAF o quanto antes é vital. Isso não apenas lhe dá tempo suficiente para melhorar sua condição física de forma significativa mas também permite que você se familiarize com os testes específicos que enfrentará. A consistência e a progressão são os pilares de um bom treinamento. Portanto, é essencial estabelecer uma rotina de treinamento que possa ser seguida de maneira realista, levando em consideração suas responsabilidades diárias e seu estado atual de saúde e fitness.

Conclusão

Entender o TAF e o que ele representa é o primeiro passo para uma preparação eficaz. Ao construir uma base sólida de conhecimento sobre os testes que você enfrentará e adotar uma mentalidade de crescimento, você estará bem posicionado para superar os desafios à frente. Lembre-se, a jornada em direção ao sucesso no TAF é tanto mental quanto física. Prepare-se, persista e, acima de tudo, acredite em sua capacidade de alcançar seus objetivos.

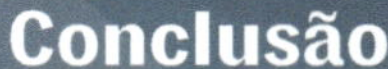

CAPÍTULO 2: PLANO MENSAL DE TREINAMENTO PARA O TAF

Para facilitar a compreensão e a aplicação do plano de treinamento, optamos por apresentá-lo em formato de tabela. Esta estrutura permite visualizar claramente a progressão ao longo do mês em cada modalidade de exercício, incluindo corrida, flexões, abdominais e barra fixa. A última coluna de cada tabela explica o propósito específico de cada atividade, ajudando você a entender como cada elemento contribui para sua preparação para o TAF.

Por Leonardo Borges

@leoborgesrecomeco

1. Resistência Cardiovascular (Corrida)

SEMANA	ATIVIDADE	FREQUÊNCIA	DETALHES	POR QUÊ?
1	Corridas Longas	2x semana	3km, ritmo confortável	Construir base de resistência cardiovascular.
2	Corridas Longas	2x semana	3.5km, ritmo confortável	Aumentar gradualmente a resistência.
3	Corridas Longas	2x semana	4km, ritmo confortável	Preparar para maiores distâncias.
4	Corridas Longas	2x semana	4.5km, ritmo confortável	Maximizar a capacidade aeróbica.
1-4	Sprints Intervalados	2x semana	200m sprints, 1 min descanso	Melhorar a velocidade e recuperação.

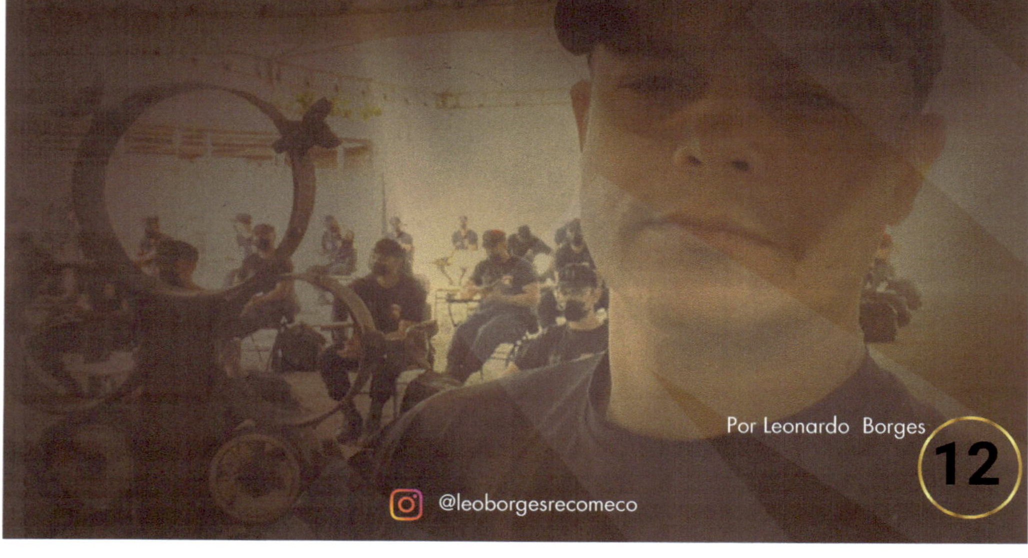

Por Leonardo Borges

@leoborgesrecomeco

2. Força - Flexões de Braço

SEMANA	REPETIÇÕES	SÉRIES	POR QUÊ?
1	10	3	Estabelecer base de força muscular.
2	12	3	Incrementar resistência e força.
3	10	4	Aumentar volume para estimular crescimento.
4	12	4	Preparar para exigências elevadas do TAF.

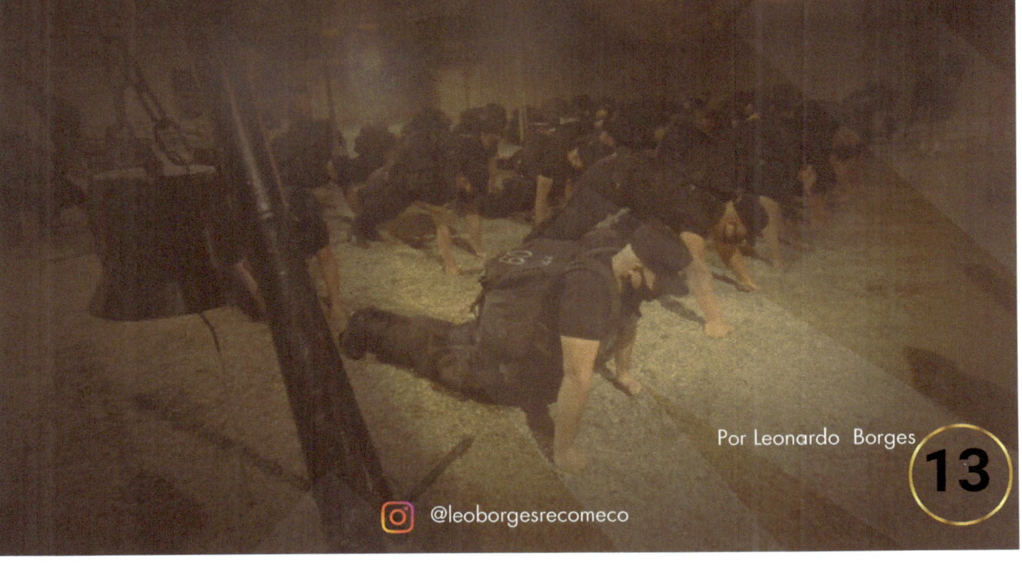

Por Leonardo Borges

3. Força - Abdominais

SEMANA	REPETIÇÕES	SÉRIES	POR QUÊ?
1	15	3	Construir força central inicial.
2	20	3	Aumentar resistência do core.
3	20	4	Fortalecer capacidade de suporte do core.
4	25	4	Maximizar preparo para o teste.

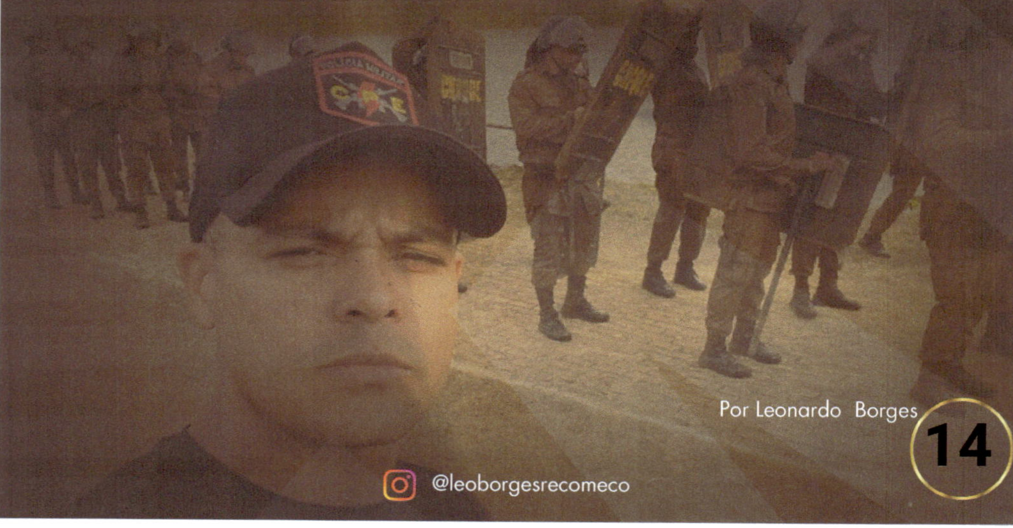

4. Força - Barra Fixa

SEMANA	ATIVIDADE	REPETIÇÕES	SÉRIES	POR QUÊ?
1	Suspensões estáticas	Mantenha 20-30 seg	3	Desenvolver força de preensão e resistência.
2	Repetições negativas	5-8 (descida lenta)	3	Melhorar força e controle muscular na descida.
3	Suspensões estáticas	Mantenha 30-40 seg	4	Aumentar resistência muscular e preensão.
4	Repetições negativas	8-10 (descida controlada)	4	Preparação final para o teste de barra, foco em força e resistência.

Por Leonardo Borges

15

 @leoborgesrecomeco

5. Flexibilidade e Agilidade

Para a flexibilidade e agilidade, enfatizamos a importância do alongamento diário e exercícios específicos duas vezes por semana. Embora não apresentados em tabelas, esses componentes são cruciais para evitar lesões, melhorar a performance e garantir que você esteja tão ágil quanto forte e resistente.

Por Leonardo Borges

Este plano mensal é um guia fundamental para sua preparação para o TAF, considerando progressão lógica e equilibrada em todas as modalidades. Seguir este plano aumentará significativamente suas chances de sucesso e contribuirá para a sua saúde geral e bem-estar. Lembre-se, o compromisso com o treinamento e a consistência são tão importantes quanto o plano em si.

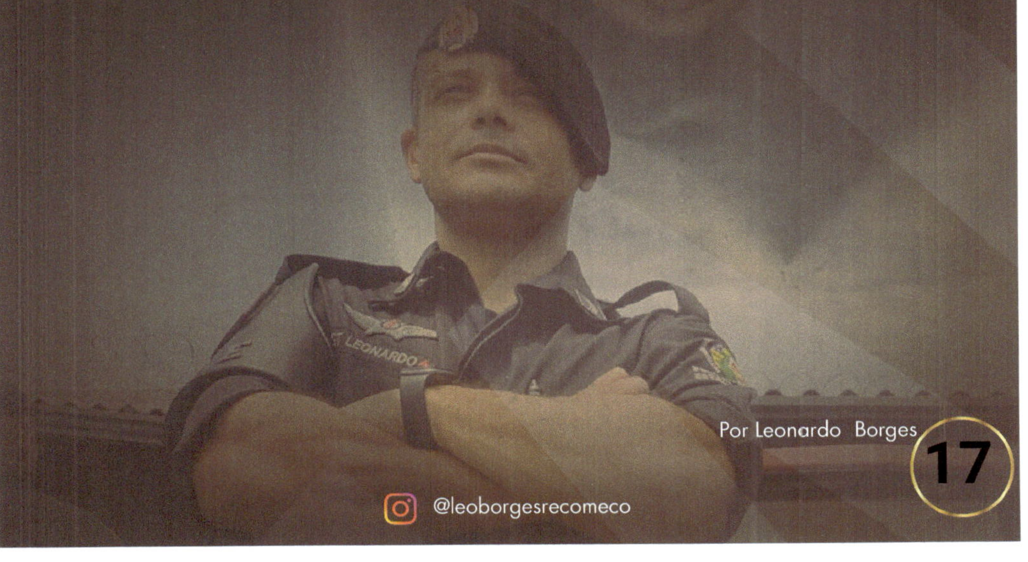

Por Leonardo Borges

CAPÍTULO 3: NUTRIÇÃO PARA O SUCESSO NO TAF

3.1 - Fundamentos da Nutrição Esportiva

A nutrição esportiva é uma peça fundamental na preparação para qualquer atividade física intensa, como o Teste de Aptidão Física (TAF) em concursos policiais. Compreender os fundamentos da nutrição pode ajudá-lo a otimizar seu desempenho e recuperação. O corpo humano requer uma combinação equilibrada de macronutrientes (carboidratos, proteínas e gorduras) e micronutrientes (vitaminas e minerais) para funcionar adequadamente, especialmente sob o estresse do treinamento para o TAF.

3.2 - Macronutrientes

- Carboidratos: São a principal fonte de energia do corpo durante exercícios de alta intensidade. Opte por carboidratos complexos, como grãos integrais, batata doce e legumes, para uma liberação de energia mais prolongada.

- Proteínas: Essenciais para a reparação e construção muscular. Inclua fontes de proteínas de alta qualidade, como carnes magras, peixe, ovos, laticínios e leguminosas, em sua dieta.

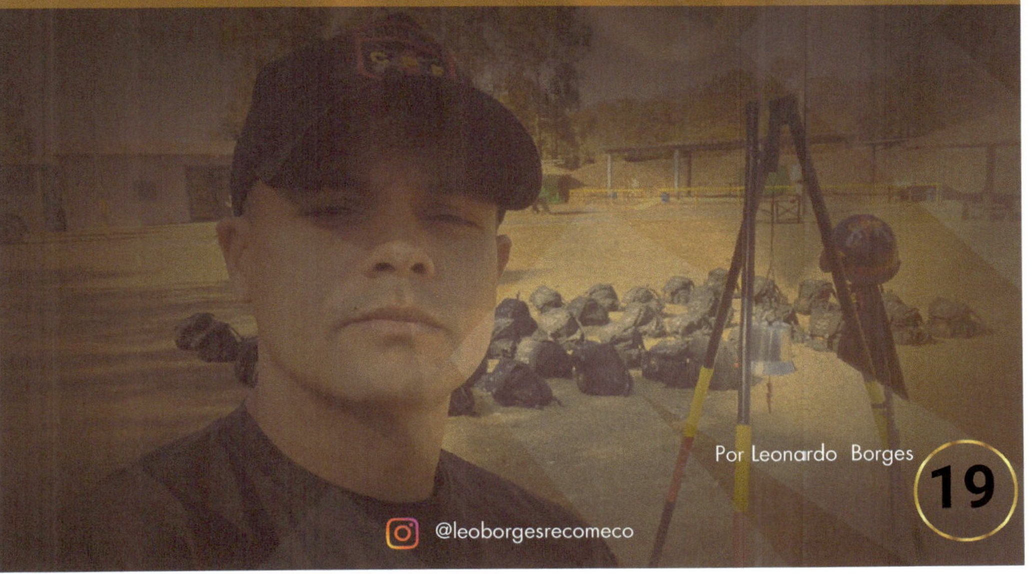

Por Leonardo Borges

19

- Gorduras: Importantes para a saúde geral e funcionamento do corpo, especialmente para exercícios de longa duração. Prefira gorduras saudáveis encontradas em nozes, sementes, abacate e peixes ricos em ômega-3.

3.3 - Micronutrientes

Vitaminas e minerais apoiam a função imunológica, a reparação dos tecidos e a conversão de alimentos em energia. Uma dieta rica em frutas, vegetais, grãos integrais e proteínas magras geralmente fornece os micronutrientes necessários para a maioria das pessoas.

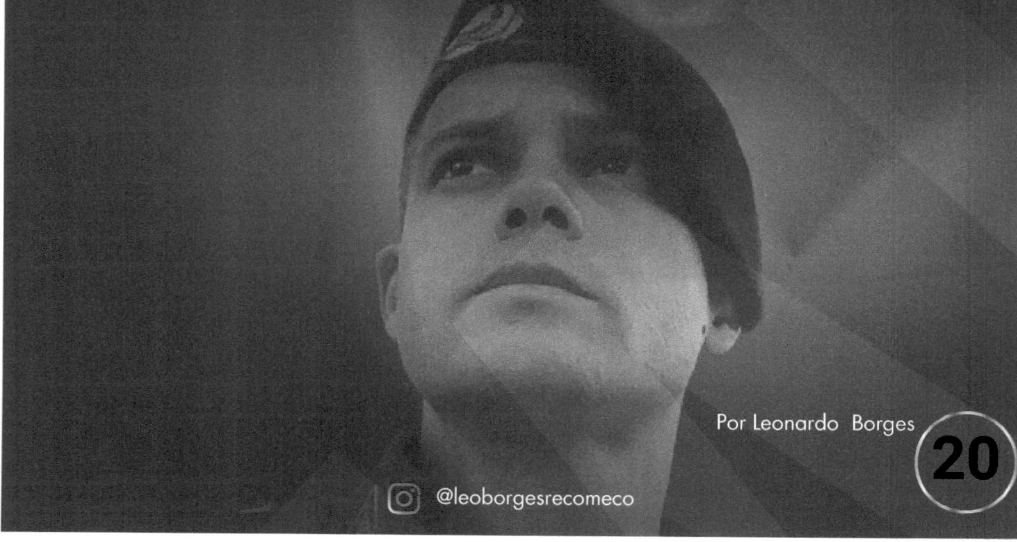

Contudo, intensificar o treinamento pode aumentar a demanda por certos nutrientes, como ferro, cálcio e vitaminas B.

3.4- Hidratação

A água desempenha um papel crucial na regulação da temperatura corporal, transporte de nutrientes e remoção de resíduos. A desidratação pode prejudicar significativamente o desempenho físico e a recuperação. Portanto, mantenha-se adequadamente hidratado ao longo do dia, aumentando a ingestão de líquidos antes, durante e após os treinos.

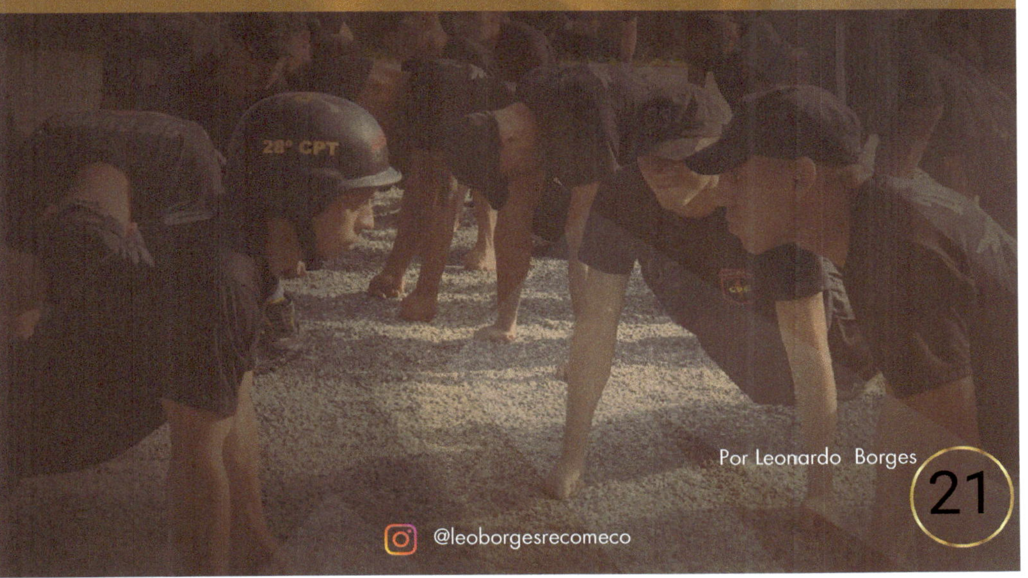

Por Leonardo Borges

Alimentação Pré e Pós-treino

3.5 - Pré-treino

Uma refeição ou lanche pré-treino deve fornecer energia suficiente sem causar desconforto durante o exercício. Idealmente, consuma uma refeição rica em carboidratos complexos e moderada em proteínas cerca de 2 a 3 horas antes do treino. Exemplos incluem um sanduíche de peito de peru em pão integral ou aveia com frutas e um punhado de nozes

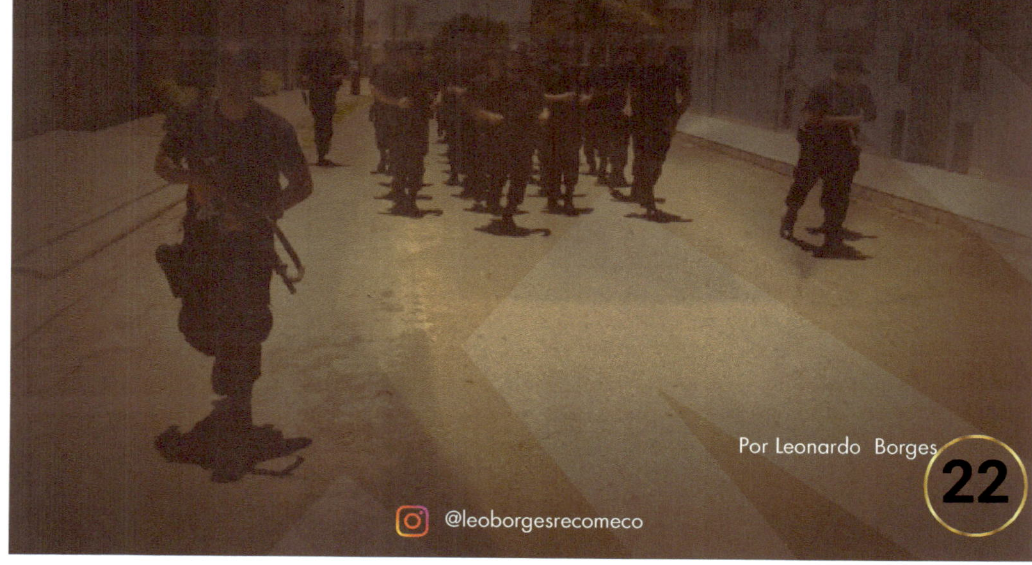

Por Leonardo Borges

@leoborgesrecomeco

3.6- Pós-treino

A refeição ou lanche pós-treino é vital para a recuperação. Após o exercício, o objetivo é repor as reservas de glicogênio e iniciar a reparação muscular. Busque consumir uma combinação de carboidratos e proteínas dentro de 45 minutos após o treino. Exemplos são um smoothie de proteína com banana ou um prato de arroz integral com frango grelhado e vegetais.

3.7 - Planejamento de Refeições

Um planejamento semanal de refeições pode ajudá-lo a manter uma nutrição equilibrada e evitar escolhas alimentares impulsivas que podem não ser ideais para seu treinamento. Dedique um tempo para preparar refeições e lanches saudáveis que atendam às suas necessidades de macronutrientes e micronutrientes, ajudando a manter o foco em seus objetivos. Para um plano alimentar que te ajude a desenvolver melhor seus treinos procure um nutricionista de qualidade.

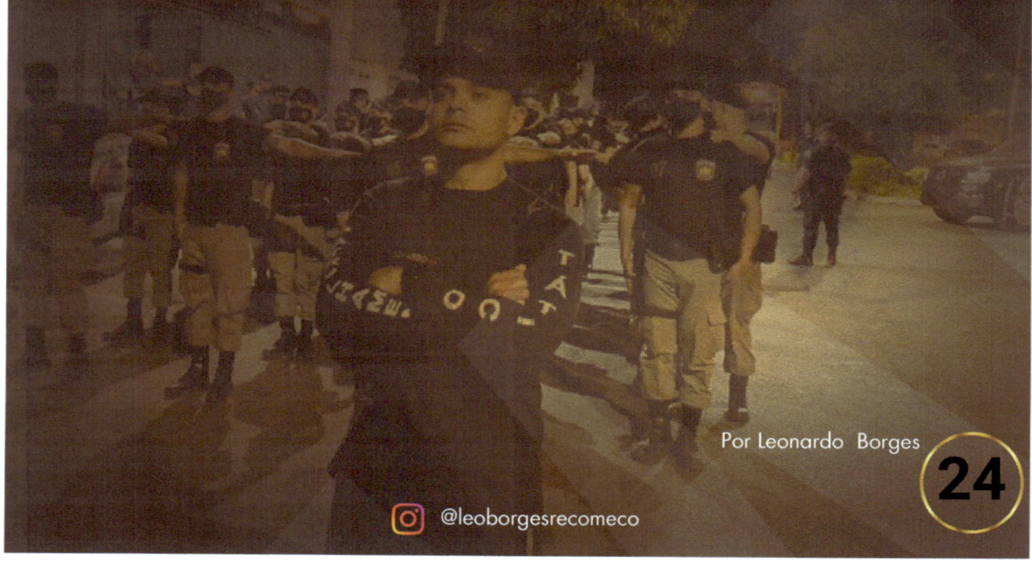

Por Leonardo Borges

@leoborgesrecomeco

3.8 - Suplementação

Embora a maioria das necessidades
nutricionais deva ser atendida através da
alimentação, a suplementação pode ser
benéfica em certos casos, como dietas
restritivas ou necessidades específicas não
atendidas apenas pela alimentação.
Suplementos como proteína em pó, BCAA
(aminoácidos de cadeia ramificada) e
multivitamínicos podem ser úteis, mas é
importante consultar um profissional de
saúde ou nutricionista antes de iniciar
qualquer suplementação.

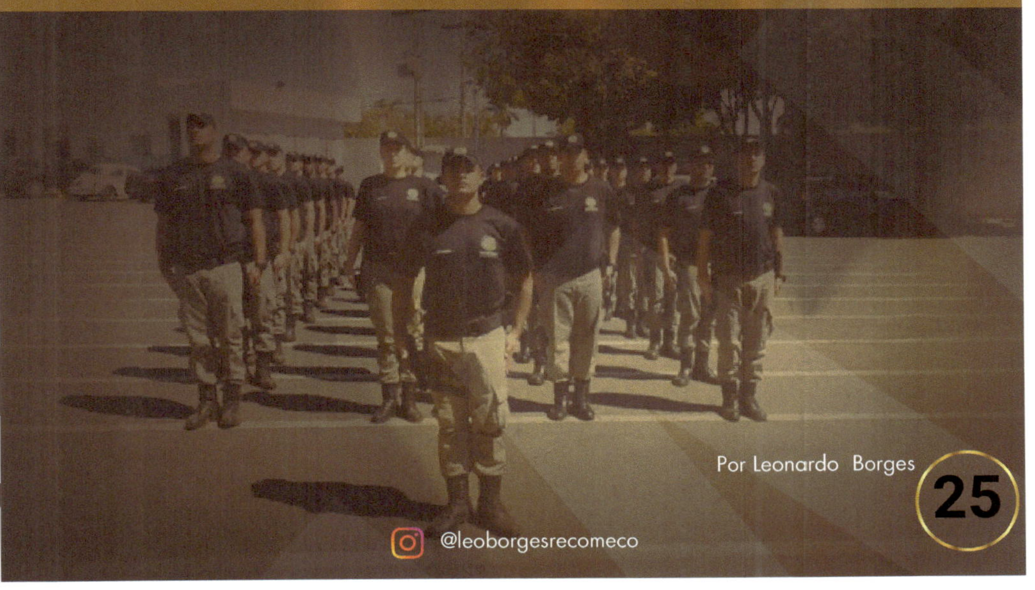

Por Leonardo Borges

@leoborgesrecomeco

Lembre-se, a nutrição é tão crucial quanto o treinamento físico na preparação para o TAF. Uma dieta bem planejada pode melhorar significativamente seu desempenho, recuperação e saúde geral. e micronutrientes, ajudando a manter o foco em seus objetivos. Para um plano alimentar que te ajude a desenvolver melhor seus treinos procure um nutricionista de qualidade.

CAPÍTULO 4: DICAS EXTRAS E ESTRATÉGIAS MENTAIS

O caminho para superar os desafios do Teste de Aptidão Física (TAF) nas carreiras policiais não é apenas uma jornada física, mas também uma batalha mental e emocional. Com minha experiência como 1º Sargento da Polícia Militar de Goiás, enfrentando adversidades pessoais, incluindo uma batalha contra o câncer no cérebro, aprendi a importância de fortalecer não só o corpo, mas também a mente. Neste capítulo, compartilho dicas extras e estratégias mentais que me ajudaram e espero que possam servir de suporte para você.

4.1 - Dicas Extras para o Treinamento Físico

1. Integre Variedade no Seu Treino: Evite a monotonia incluindo diferentes tipos de atividades físicas. Isso mantém sua motivação alta e melhora diferentes aspectos da sua forma física.
2. Recuperação é Chave: Não subestime a importância do descanso e da recuperação. O sono adequado e os dias de descanso são essenciais para evitar lesões e melhorar o desempenho.
3. Mantenha um Diário de Treino: Anotar seus treinos, progressos e como você se sente pode ser extremamente motivador e útil para ajustar seu plano de treinamento.

4.2 - Defina Metas Claras e Atingíveis

Comece definindo metas específicas, mensuráveis, alcançáveis, relevantes e temporais (SMART). Isso não só lhe dá uma direção clara, mas também um sentido de progresso e realização.

4.3- Visualização

Pratique a visualização regularmente. Imagine-se completando o TAF com sucesso, superando cada obstáculo com vigor e determinação. A visualização positiva pode aumentar sua confiança e diminuir a ansiedade.

Por Leonardo Borges

4.4- Aprenda com os Desafios

Encare cada desafio como uma oportunidade de aprendizado. Reflita sobre os obstáculos que enfrentou, o que eles lhe ensinaram e como pode usar essas lições para melhorar.

4.5 - Apoie-se em Sua Comunidade

Não subestime o poder do apoio social. Compartilhe suas lutas e sucessos com amigos, família ou colegas que entendem sua jornada. O apoio mútuo pode ser incrivelmente fortalecedor.

Por Leonardo Borges

@leoborgesrecomeco

4.6 - Revisite e Ajuste Seus Planos

Seja flexível e disposto a ajustar seus planos conforme necessário. O caminho para o sucesso raramente é linear. Esteja aberto a mudanças e adaptações em seu treinamento e estratégias mentais.

Lembre-se que o processo de preparação para o TAF, assim como a recuperação de saúde, é uma jornada de altos e baixos. As estratégias mentais aqui compartilhadas não são apenas técnicas a serem aplicadas, mas partes integrantes de um estilo de vida que valoriza o equilíbrio entre corpo e mente. Ao adotá-las, você não só aumenta suas chances de sucesso no TAF, mas também melhora sua resiliência diante dos desafios da vida.

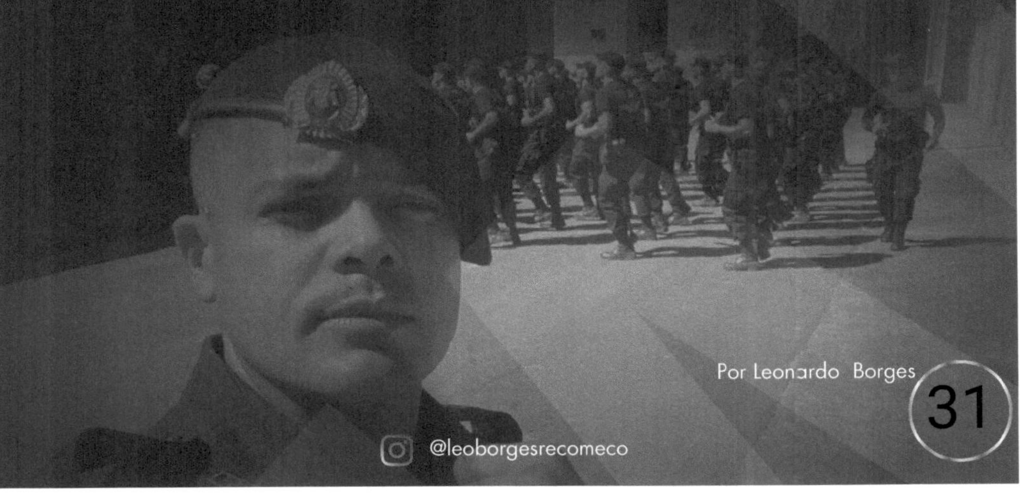

GLOSSÁRIO

Este glossário é uma compilação de termos e definições importantes mencionados ao longo do e-book. Ele foi criado para ajudar a esclarecer conceitos específicos relacionados ao treinamento físico, nutrição, saúde mental e preparação para o Teste de Aptidão Física (TAF) nas carreiras policiais.

1. Aptidão Física: Capacidade de realizar atividades físicas de maneira eficiente e segura. Inclui componentes como resistência cardiovascular, força muscular, flexibilidade, composição corporal e agilidade.

2. Condicionamento Físico: Processo de melhorar a capacidade física de um indivíduo por meio do exercício e da prática regular, visando otimizar o desempenho físico.

3. Hemianopsia Esquerda: Perda da visão na metade esquerda do campo visual de ambos os olhos, resultante de lesão cerebral ou nervosa.

4. Macronutrientes: Nutrientes que fornecem calorias ou energia. Necessários em grandes quantidades para manter a saúde e o funcionamento do corpo. Incluem proteínas, carboidratos e gorduras.

5. Metabolismo: Conjunto de reações químicas no corpo que transformam os alimentos consumidos em energia para as células.

6. Patrulhamento Tático: Técnica de policiamento que envolve o uso de estratégias e procedimentos especializados para lidar com situações de alto risco.

7. Recuperação Muscular: Processo pelo qual os músculos se repararam e se fortaleceram após o exercício físico, o que é crucial para o aumento da massa muscular e a prevenção de lesões.

8. Resistência Cardiovascular: Habilidade do coração, dos pulmões e do sistema circulatório de fornecer oxigênio de maneira eficiente durante atividades físicas prolongadas.

9. Sequelas: Condições resultantes e persistentes após uma doença, lesão ou tratamento. No contexto de saúde, refere-se a efeitos duradouros que afetam o indivíduo.

10. Teste de Aptidão Física (TAF): Avaliação física destinada a medir a capacidade física e a prontidão de um indivíduo para determinadas ocupações, especialmente aquelas que exigem atividade física, como carreiras policiais.

11. Treinamento de Força: Exercícios físicos especializados projetados para melhorar a força e a resistência dos músculos.

Este glossário visa facilitar a compreensão dos termos técnicos e promover uma leitura mais fluída e proveitosa do e-book. Ele serve como uma ferramenta de referência rápida para esclarecer dúvidas e reforçar o aprendizado dos conceitos-chave discutidos.

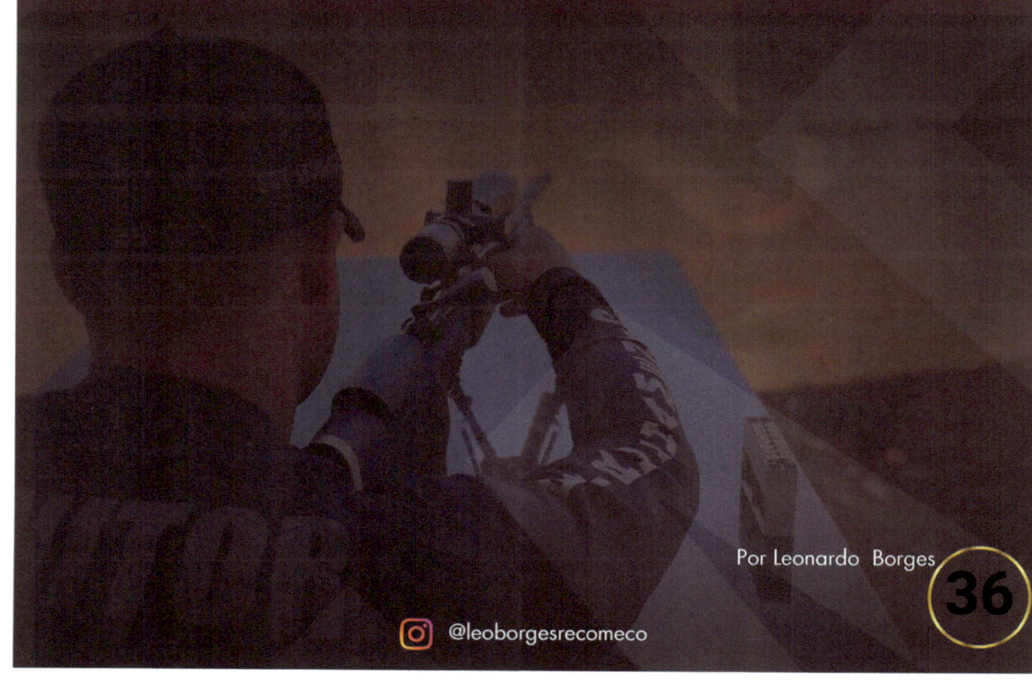

Por Leonardo Borges

@leoborgesrecomeco

RECURSOS ADICIONAIS

Para complementar seu estudo e preparação para o Teste de Aptidão Física (TAF) nas carreiras policiais, além de ampliar seu conhecimento sobre saúde física, mental e nutricional, recomendamos os seguintes livros. Esses recursos foram cuidadosamente selecionados para oferecer uma base sólida de conhecimento e práticas recomendadas nos campos de exercícios físicos, nutrição e recuperação mental.

Livros recomendados:

1. "A Nova Ciência do Desempenho Humano" por David Epstein
   - Este livro explora como a genética, treinamento e outros fatores influenciam o desempenho atlético, oferecendo insights valiosos para aprimorar sua preparação física.

2. "Nutrição para o Treinamento de Força" por Susan Kleiner e Maggie Greenwood-Robinson
   - Fornecendo orientações sobre como otimizar a nutrição para o ganho de força e recuperação muscular, este livro é essencial para entender a importância da alimentação na preparação física.

3. "O Poder do Hábito" por Charles Duhigg
   - Um guia fundamental para compreender como os hábitos são formados e como podem ser mudados para melhorar tanto o desempenho físico quanto a saúde mental.

4. "Corpo de Guerreiro" por Martin Rooney
   - Centrado em técnicas de treinamento para atletas de combate, este livro também oferece programas de exercícios aplicáveis à preparação para o TAF, destacando a importância da força e resistência.

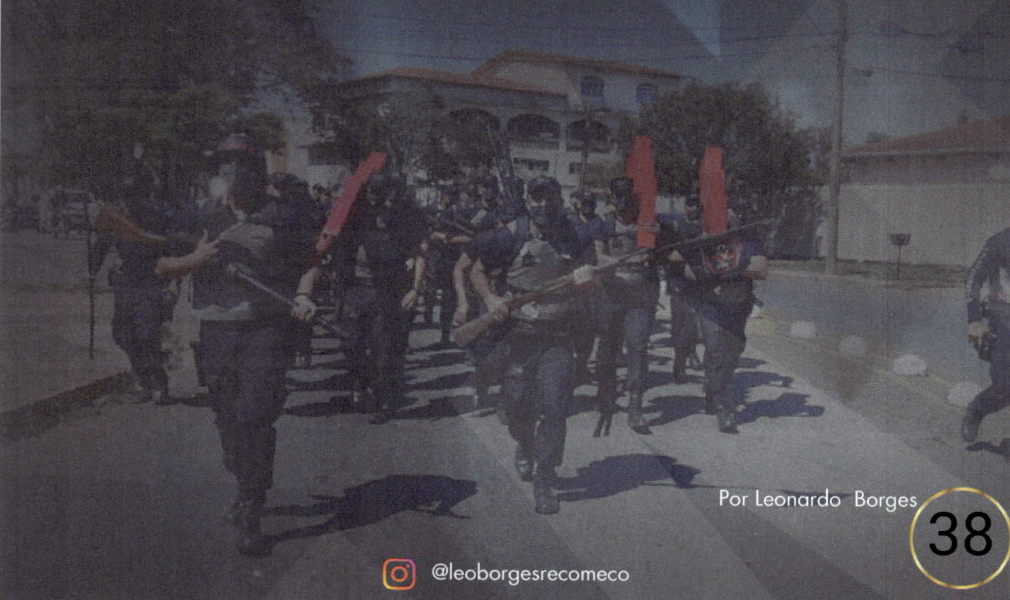

Por Leonardo Borges

@leoborgesrecomeco

ENCERRAMENTO: PALAVRAS FINAIS

À medida que trago estas páginas à sua conclusão, sinto uma mistura complexa de emoções. Este não é apenas o fim de um capítulo, mas também uma celebração do início de algo novo e desconhecido. Através da escrita deste e-book, compartilhei não apenas técnicas e conselhos práticos para aqueles que aspiram a se preparar para o Teste de Aptidão Física (TAF) em carreiras policiais, mas também uma parte muito íntima da minha própria jornada.

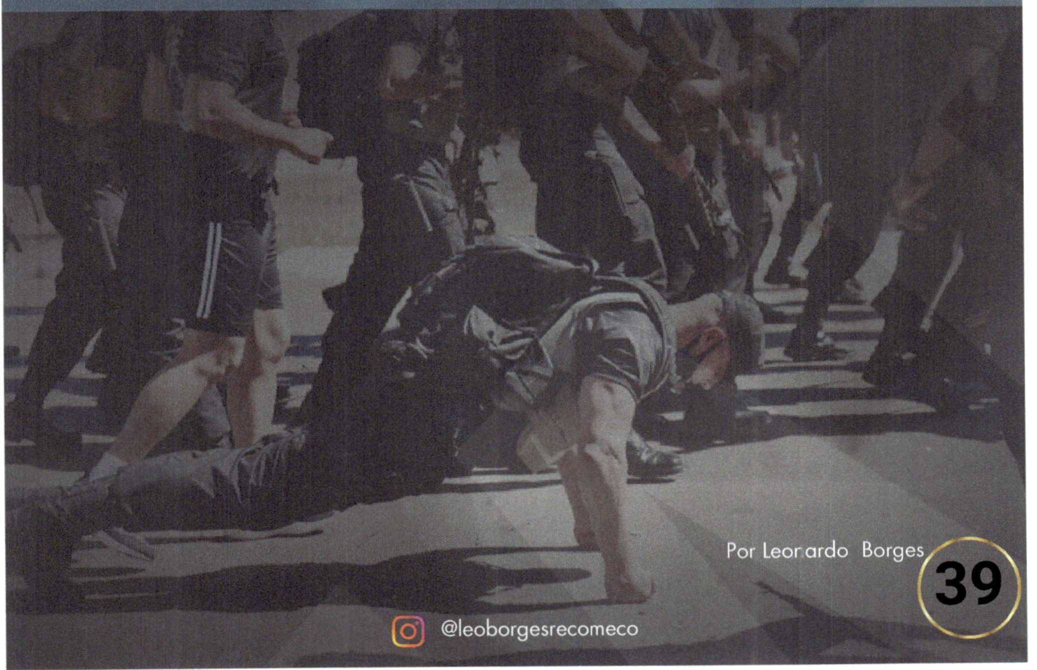

A vida me lançou em caminhos que jamais
poderia ter previsto, e cada desafio,
especialmente a minha batalha contra o
câncer, me moldou de maneiras que ainda
estou começando a entender. Aprendi que a
verdadeira força não se encontra apenas na
capacidade de superar obstáculos físicos,
mas na resiliência do espírito humano
perante os desafios mais sombrios.

Por Leonardo Borges

@leoborgesrecomeco

Este e-book é um testemunho do poder da transformação pessoal. Espero que, ao compartilhar minha experiência, eu possa oferecer algo mais do que simples orientações; espero proporcionar esperança e inspiração para aqueles que enfrentam suas próprias batalhas, seja se preparando para o TAF ou lutando contra seus próprios gigantes internos.

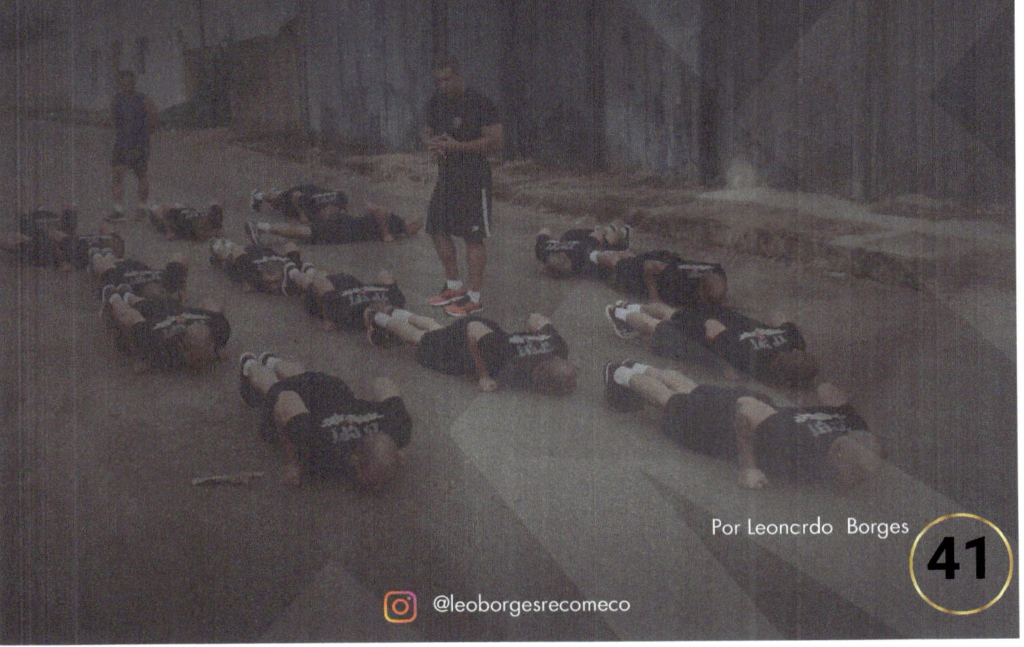

Por Leoncrdo Borges

Olhando para trás, na minha carreira de quase duas décadas na Polícia Militar do Estado de Goiás, vejo que cada passo, cada desafio, cada vitória e cada fracasso, me trouxeram até aqui. E mesmo nos momentos em que me senti derrubado, em que duvidei do meu valor e do meu propósito, descobri uma força que não sabia que possuía. Esta força não veio de minhas conquistas físicas ou profissionais, mas da minha capacidade de enfrentar a escuridão e encontrar luz, de me levantar cada vez que caí.

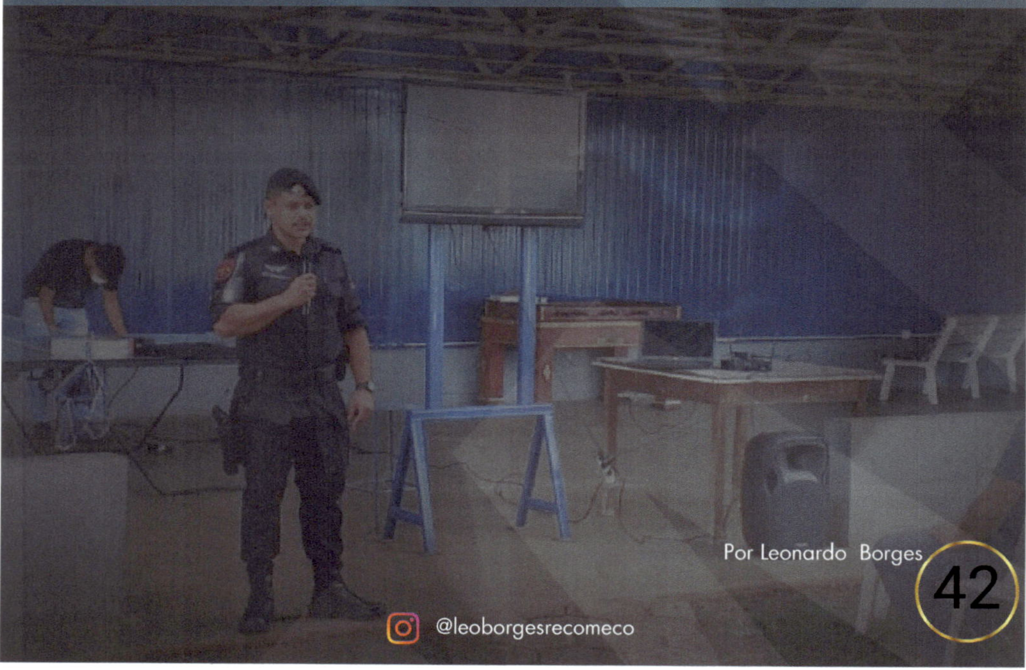

Que este e-book ofereça mais do que estratégias para passar no TAF; que ofereça uma visão do que é possível quando enfrentamos nossos maiores medos com coragem e determinação.

Este não é o fim da minha jornada, mas um convite para você se juntar a mim nesta continuação. Cada dia nos oferece uma nova oportunidade de crescer, de aprender e de influenciar a vida de outros positivamente.

Que minha história e as lições compartilhadas aqui sirvam de inspiração para sua própria jornada, lembrando-o de que, mesmo nas cinzas, podemos encontrar graça e um novo começo.

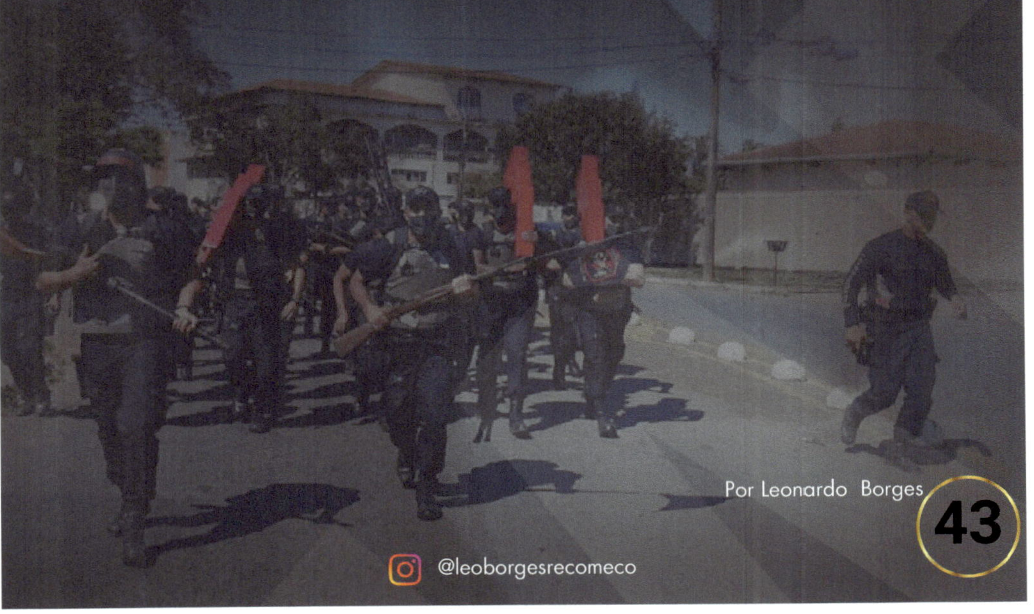

Obrigado por caminhar comigo até aqui. Que sua jornada adiante seja repleta de saúde, esperança e inúmeras conquistas. Acredito na capacidade transformadora do sofrimento e na força que podemos encontrar dentro de nós mesmos para superar qualquer desafio. Que você também possa descobrir essa força e usá-la para iluminar seu caminho.

Por Leonardo Borges

@leoborgesrecomeco

Minha trajetória, marcada pela experiência de quase duas décadas na Polícia Militar de Goiás e pela superação de um câncer no cérebro, fundamenta este e-book. Ele é destinado a orientar futuros policiais em sua preparação para o TAF, utilizando minha vivência prática e resiliência pessoal. Embora não substitua o aconselhamento profissional, visa inspirar e guiar com experiência. A segurança e eficácia na preparação requerem, indispensavelmente, a orientação de especialistas.

"TRANSFORME CADA DESAFIO EM DEGRAU E ASCENDA, POIS A VERDADEIRA VITÓRIA FLORESCE NAS CINZAS DA ADVERSIDADE."

Contato apenas pelo instagram:

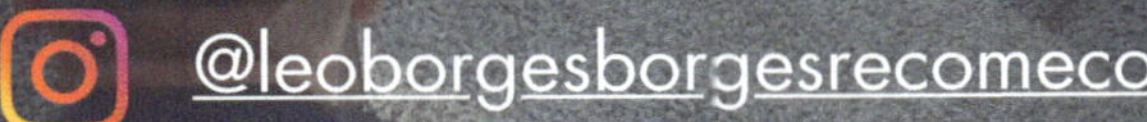

Por Leorardo Borges